Prueba un ~~~~ saludable: 50 recetas a base de plantas

Disfruta de comidas sabrosas y buenas recetas de cocina para bajar de peso con recetas a base de plantas

Por

Spoons of Happiness

propiedad de los propios propietarios, no están afiliadas a este documento.

Tabla de contenidos

Introducción

¿Alguna vez te has preguntado si un estilo de vida diferente está a tu alcance? ¿Te gustaría mejorar tu rendimiento físico y mental en tu rutina? ¿Cuándo será el momento de cambiar los malos hábitos alimenticios?

La dieta a base de plantas es una joya para una persona que quiere mejorar tu salud, elevar el sistema inmunológico, perder peso y tener pleno conocimiento del contenido de nutrientes de las comidas. Si solo describo todas tus preocupaciones, este es el libro perfecto para ti.

Por lo general, puedes ver información sobre dietas milagrosas en casi todas las plataformas audiovisuales, sin embargo, este libro contiene las 50 recetas imprescindibles que pueden ayudar a cualquier persona a perder peso, estimular el sistema inmunológico y divertirse mucho mientras lo hace.

Sí, has leído bien, puedes divertirte y nutrirte al mismo tiempo ya que cada receta es práctica, creativa y deliciosa.

En este libro encontrarás:

1. Evaluación nutricional por porciones.

2. Sabores únicos que debes probar.

3. Platos saludables y deliciosos

4. Snacks para recuperar energías, snacks con un alto nivel de proteínas y postres increíbles.

CAPÍTULO 1. RECETAS PARA EL DESAYUNO

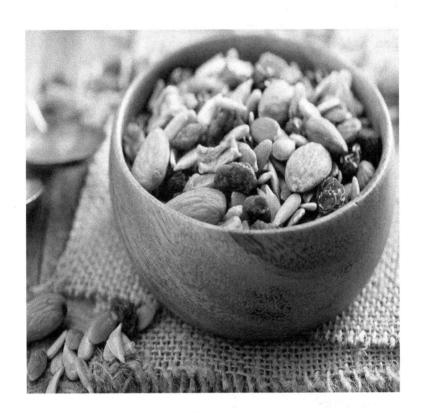

1.1 Mezcla de nueces y semillas con papaya

(Listo en aproximadamente: 10 minutos | Porciones: 7 | Dificultad: Fácil)

Ingredientes

- 1 taza de avellanas

- 1 taza de nueces

- 1 taza de almendras

- 1 taza de nueces

- 1/4 taza de coco rallado

- 1/2 taza de trozos de papaya secos

- 1/2 taza de dátiles secos sin hueso, picados

- 1/2 taza de semillas de calabaza peladas

- 1/2 taza de semillas de girasol

- 1 taza de pasas

- Un puñado de semillas de lino

Direcciones:

1. Combina los ingredientes en un tazón grande. Almacenar en un recipiente hermético.

Valores nutricionales:

- Calorías 203

- Calorías de grasa 128,7 (63,4%)

- Grasa total 14.3g -

- Grasa saturada 2.9g -

- Sodio 0 mg 0%

- Carbohidratos 9g -

- Carbohidratos netos 9g -

- Fibra 0g 0%

- Proteína 0g

- Vitaminas y minerales

- Vitamina A 0μg 0%

- Vitamina C 0 mg 0%

- Calcio 0 mg 0%

- Hierro 0 mg 0%.

1.2 Chili tortilla chips

(Listo en aproximadamente: 20 minutos | Porciones: 72 (papas fritas) | Dificultad: Fácil)

Ingredientes:

- Tortillas de maíz de 6 pulgadas

- 2 cucharadas de aceite vegetal

- 1 cucharada de chile en polvo

- ½ cucharada de sal

- Dos bandejas para hornear

Direcciones:

1. Corta en seis gajos doce tortillas de maíz de 6 pulgadas. Mezcla los gajos en una pizca de cayena con dos cucharadas de aceite vegetal, una cucharada de chile en polvo, 1/2 cucharadita de sal. Extiende sobre dos bandejas para hornear y cocina durante 20 a 25 minutos en un lote de 350 ° F hasta que se doren.

Valores nutricionales:

- 50% 112g Carbohidratos.

- 45% 45g Grasa.

- 6% 13g de proteína.

1.3 Chips de col rizada ahumada

(Listo en aproximadamente: 15 minutos | Porciones: 8 | Dificultad: Fácil)

Ingredientes:

- Se quitó un manojo grande de col rizada, se lavaron las hojas, se secaron completamente y se cortaron en trozos pequeños

- 2 a 3 cucharadas de aceite de oliva

- 1/2 cucharadita de chile en polvo

- 1/2 cucharadita de comino

- 1/4 cucharadita de pimentón ahumado

- pizca de hojuelas de pimiento rojo triturado

- Sal kosher o gruesa

Direcciones:

1. A 275 ° F, precalienta el horno. Cubre dos bandejas para hornear con papel pergamino.

2. En un bol grande poner la pera y rociar con dos cucharadas de aceite de oliva. Agrega la guindilla en polvo, el comino y el pimentón. Masajea uniformemente. Agrega aceite adicional según sea necesario para cubrir bien todas las partes.

3. Extiende en las bandejas de horno los trozos de col rizada en una capa y sazona generosamente con sal y pimiento rojo triturado.

4. Hornea y gire la sartén durante 15 minutos. Hornea por unos 10 minutos más, hasta que estén crujientes pero no se quemen. Almacena en el refrigerador hasta por cuatro días en un recipiente hermético.

Valores nutricionales:

- 110 calorías;

- grasa total 4,6 g 7% DV;

- grasa saturada 0,6 g;

- colesterol 0 mg;

- 210 mg de sodio al 8% DV;

- potasio 642 mg 18% DV;

- carbohidratos 15,8 g 5% DV;

- fibra 5,6 g 23% DV;

- azúcar 4 g;

- proteína 5,3 g 11% DV;

- intercambiar otros carbohidratos 1;

- vitamina A 38329IU;

- vitamina C 115 mg;

- folato 37 mcg;

- calcio 203 mg;

- hierro 3 mg;

- magnesio 51 mg;

- Tiamina 0 mg.

1.4 Barritas energéticas Gig-And-Walnut

(Listo en aproximadamente: 20 minutos | Porciones: 6 | Dificultad: Fácil)

Ingredientes:

- Aceite en aerosol antiadherente

- 1 taza de avena de cocción rápida

- 1 taza de cereal de salvado

- 1/4 taza de harina integral

- 1 taza de trozos de nuez

- 1 1/2 tazas de higos secos, picados en trozos grandes

- 1/2 taza de leche en polvo descremada

- 1/2 cucharadita de canela en polvo

- 1/4 de cucharadita de jengibre molido

- 1/4 taza de miel

- Dos huevos grandes

Direcciones:

1. A 350, preparar el horno. Cubre el aceite en aerosol con la taza para hornear de 9 por 13 pulgadas.

2. En un procesador de alimentos, pon la avena, los cereales, la harina, las nueces, los higos, la leche en polvo, la canela y el jengibre.

3. Agrega la miel y los huevos; pulso bien juntos.

4. Transfiere la mezcla a la olla; esparcir uniformemente con los dedos. Hornea unos 20 minutos hasta que los bordes estén ligeramente dorados. Cortar en 16 barras y dejar enfriar en la olla durante unos 15 minutos.

5. Almacena hasta 3 días en un recipiente hermético, o envuélvelo individualmente y congélalo hasta por 3 meses a temperatura ambiente.

Valores nutricionales:

- Calorías 223.

- Calorías de grasa 96.

- Calorías de grasas saturadas 9.9.

- Grasa total 10,6 g.

- Grasa saturada 1,1 g.

- Grasas trans 0.0 g.

- Grasa poliinsaturada 7,3 g.

- Grasa monoinsaturada 1,6 g.

1.5 Papas fritas con ajo

(Listo en aproximadamente: 20 minutos | Porciones: 2 | Dificultad: Fácil)

Ingredientes:

- Aceite en aerosol antiadherente

- **1** papa o camote mediano de pulpa blanca y / o amarilla (6 a 8 onzas),

- cucharadita de sal de ajo

- Cebolletas frescas cortadas (opcional)

Direcciones:

1. Horno para precalentar a 450 ° F. Alinea una gran panadería de papel de aluminio. Cubre el papel de aluminio con el aceite en aerosol con un antiadherente. Coloca las rodajas de papas en la bandeja para hornear en una capa. Cubre las rodajas de papa con una cocción en aerosol antiadherente. Agrega sal de ajo al aspersor.

2. Hornea hasta que las papas estén doradas y crujientes durante 15 a 20 minutos. Cuando sea necesario: decora con cebolletas frescas cortadas en tiras (si alguna rebanada de pan se dora más rápido que cualquier otra, quítala de la capa de respaldo y mantenla caliente).

Valores nutricionales:

Tamaño de la porción: 7 u 8 chips

- Calorías 45

- Calorías de grasa 0

- Grasa total 0g

- 0% Grasa saturada 0g

- 0% de grasas trans 0g

- Colesterol 0 mg

- 0% sodio 65 mg

- 0% de carbohidratos totales 11g

- 0% fibra dietética 1g

- 0% azúcares 0g

- Proteína 1g

- Vitamina A 0%

- Vitamina C 20%

- Calcio 2%

- Hierro 4%

CAPÍTULO 2. RECETAS DE ALMUERZO DE GRAPAS

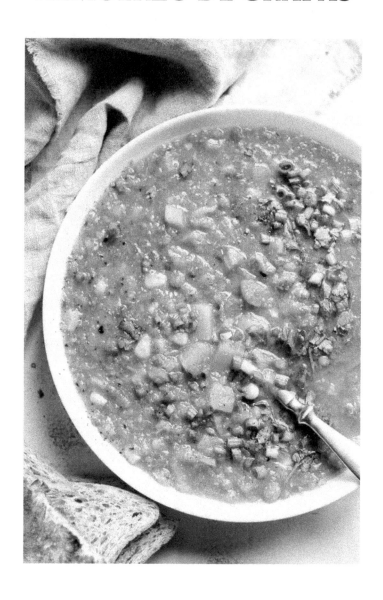

2.1 Sopa de lentejas fácil de cocción lenta

(Listo en aproximadamente: 20 minutos | Porciones: 4 | Dificultad: Fácil)

Ingredientes:

- 4 tazas (1 cuarto de galón) de caldo de verduras bajo en sodio

- 1 lata (14 onzas) de tomates cortados en cubitos (no escurrir)

- 1 cebolla amarilla pequeña, cortada en cubitos

- 1 zanahoria mediana, cortada en cubitos

- 1 tallo de apio mediano, cortado en cubitos

- 1 taza de lentejas verdes

- 1 cucharada de aceite de oliva, y más para servir

- 2 dientes de ajo picados

- 1 cucharadita de sal kosher

- 1 cucharadita de pasta de tomate

- 1 hoja de laurel

- 1/2 cucharadita de comino molido

- 1/2 cucharadita de cilantro molido

- 1/4 cucharadita de pimentón ahumado

- 2 cucharaditas de vinagre de vino tinto

- *Opciones para servir:* yogur natural, aceite de oliva, perejil fresco picado o hojas de cilantro

Direcciones:

1. En una olla de cocción lenta de 3 1 / 2-4 cuartos, coloca todos los ingredientes excepto el vinagre y mezcla. En el nivel BAJO, cubre y cocina hasta que la lente esté tierna alrededor de 8 horas.

2. Coger las hojas para hornear y verterlas con el vinagre de vino tinto. En ollas, agrega una cucharada de crema, un chorrito de aceite y, si es necesario, rodajas de rosa o cilantro.

Valores nutricionales:

- Calorías 159

- Grasa 3,0 g (4,5%)

- Saturadas 0,4 g (2,1%)

- Carbohidratos 25,8 g (8,6%)

- Fibra 5,5 g (22,1%)

- Azúcares 3.6 g

- Proteína 8,9 g (17,8%)

- Sodio 366,2 mg (15,3%)

2.2 Fideos fríos con salsa verde y frijoles blancos

(Listo en aproximadamente: 10 minutos | Porciones: 6-8 | Dificultad: Fácil)

Ingredientes:

- 2 limones medianos, divididos

- 2 tazas de hojas de perejil fresco finamente picadas

- 1 diente de ajo

- 1 taza de aceite de oliva extra virgen

- Sal kosher

- Pimienta negra recién molida

- 1 lata (15 onzas) de frijoles blancos, como cannellini o Great Northern, escurridos y enjuagados

- 1 libra de espaguetis secos u otra pasta

Direcciones:

1. Pon a hervir agua con mucha sal en una olla grande. Pon bien la ralladura de 1 limón en el tazón y luego la mitad y fría el limón en el plato. Romper un segundo limón en gajos y dejar. Divide la sartén en un tazón de pera cítrica y jugo hasta que tenga 2 tazas de clavos frescos, en rodajas o delgados. Agrega un poco de aceite de oliva virgen extra, aplica sal y pimienta a

la mezcla y mezcla. Escurre las botas blancas y enjuágalas, luego mézclalas con la salsa de lima.

2. En el agua hirviendo, agrega la pasta y cocina según las instrucciones de la caja. Enjuagar con agua fría. Aplicar a la salsa de lima y tirar. Agrega sal y pimienta si es necesario y sazona. Sirve sobre las rodajas de limón.

Valores nutricionales:

- Calorías 521

- Grasas 28,2 g (43,4%)

- Saturadas 4,0 g (19,8%)

- Carbohidratos 56,4 g (18,8%)

- Fibra 5,4 g (21,6%)

- Azúcares 2,2 g

- Proteína 11,9 g (23,9%)

- Sodio 15,5 mg (0,6%)

CAPÍTULO 3. RECETAS DE GRANOS Y FRIJOLES

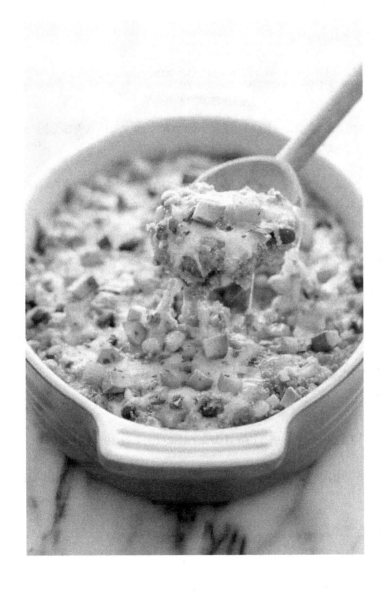

3.1 Cazuela de enchilada de quinoa

(Listo en aproximadamente: 20 minutos | Porciones: 2 | Dificultad: Fácil)

Ingredientes:

- 1 lata (10 onzas) de salsa de enchilada suave Old El Paso ™

- 1 lata (4.5 onzas) de chiles verdes picados Old El Paso ™, escurridos

- 1/2 taza de granos de elote congelados, enlatados o tostados

- 1/2 taza de frijoles negros enlatados, escurridos y enjuagados

- Dos cucharadas de hojas de cilantro frescas picadas

- 1/2 cucharadita de comino

- 1/2 cucharadita de chile en polvo

- Sal kosher y pimienta negra recién molida, al gusto

- 3/4 taza de queso cheddar rallado, cantidad dividida

- 3/4 taza de queso mozzarella rallado, cantidad dividida

- Un aguacate, cortado por la mitad, sin semillas, pelado y cortado en cubitos

- 1 tomate Roma, cortado en cubitos

Direcciones:

1. Cocina la quinoa de acuerdo con las instrucciones del paquete en una taza grande de 2 tazas de agua; dejar de lado.

2. A 375 grados F, precalienta el horno. 8 * 8 o dos cuartos de una fuente para hornear o cubre con un poco de aceite en aerosol no adhesivo.

3. Coloca la quinoa, el comino y la guindilla en polvo en un tazón grande; sazona con sal y pimienta al gusto, blanco, frío, maíz, frijoles negros, maíz y chile en polvo. Agrega 1/2 sabor de queso cheddar y 1/2 taza de mozzarella.

4. Estira la mezcla de quinoa en la panadería. El resto de los quesos rematados. Hornea en el horno durante unos quince minutos, antes de revolver y el queso se haya derretido.

5. Agrega el aguacate y el tomate, si lo deseas, a la porción inmediatamente.

Valores nutricionales:

- Calorías 285.1

- Calorías de grasa 122.4

- Grasa total 13,6 g 21%

- Grasa saturada 5.3g27%

- Grasas trans 0g

- Colesterol 23,5 mg 8%

- Sodio 289,5 mg 12%

- Carbohidratos totales 29,2 g 10%

- Fibra dietética 6.0g24%

- Azúcares 1.4g

- Proteína 13,2 g 26%.

3.2 Ensalada de col rizada con vinagreta de limón Meyer

(Listo en aproximadamente: 10 minutos | Porciones: 4 | Dificultad: Fácil)

Ingredientes:

- 4 tazas de col rizada picada

- Un aguacate, cortado en cubitos

- 1/2 taza de quinoa cocida

- 1/2 taza de arilos de granada

- 1/2 taza de nueces picadas

- 1/4 taza de queso de cabra desmenuzado

  Para la vinagreta de limón Meyer

- 1/4 taza de aceite de oliva

- 1/4 taza de vinagre de sidra de manzana

- Tres cucharadas de jugo de limón Meyer recién exprimido

- Ralladura de 1 limón Meyer

- 1 cucharada de azucar

Direcciones:

1. En un tazón pequeño, mezcla el aceite de oliva, el vinagre de sidra, el jugo de limón, la ralladura de limón y el azúcar para hacer la vinagreta. Poner a un lado.

2. Coloca las nueces, la quinoa, la granada, la nuez y el queso de cabra en un tazón grande para armar la ensalada. Vierte el aderezo sobre la ensalada y mezcla suavemente.

3. Sirve inmediatamente.

Valores nutricionales

Por porción:

- calorías 136;

- proteína 0,6 g 1% DV;

- carbohidratos 1,3 g;

- grasa 14,4 g 22% DV;

- colesterol 1,1 mg;

- sodio 165,6 mg 7% DV.

3.3 Pimientos rellenos de quinoa

(Listo en aproximadamente: 20 minutos | Porciones: 2 | Dificultad: Fácil)

Ingredientes:

- 3 tazas de quinoa cocida

- 1 lata (4 onzas) de chiles verdes

- 1 taza de granos de elote

- 1/2 taza de frijoles negros enlatados, escurridos y enjuagados

- 1/2 taza de tomates pequeños cortados en cubitos

- 1/2 taza de queso pepper jack rallado

- 1/4 taza de queso feta desmenuzado

- Tres cucharadas de hojas de cilantro frescas picadas

- Una cucharadita de comino

- Una cucharadita de ajo en polvo

- 1/2 cucharadita de cebolla en polvo

- 1/2 cucharadita de chile en polvo, o más al gusto

- Sal kosher y pimienta negra recién molida, al gusto

- Seis pimientos morrones, con la parte superior cortada, sin tallo y sin semillas

Direcciones:

1. Precalienta el horno a una temperatura de 350 F. Cubre una fuente para hornear de papel pergamino de nueve a 13.

2. Combina la quinoa, los chiles verdes, el maíz, los frijoles, los tomates, el cilantro, el comino, el ajo y el polvo, la sal y la pimienta al gusto en un tazón grande.

3. En cada cavidad de pimiento vierte el relleno con una cuchara. Coloca en una fuente para hornear preparada, cubre con una cavidad y hornea y luego calienta los pimientos durante aproximadamente 25-30 minutos.

4. Sirve de inmediato.

Valores nutricionales:

Por porción:

- calorías 258;

- proteína 12,1 g 24% DV;

- carbohidratos 35,2 g 11% DV;

- grasa 7,8 g 12% DV;

- colesterol 11,6 mg 4% DV;

- sodio 1037,7 mg 42% DV.

3.4 Quinoa de desayuno con arándanos

(Listo en aproximadamente: 5 minutos | Porciones: 4 | Dificultad: Fácil)

Ingredientes:

- 2 tazas de leche al 2%

- 1/2 cucharadita de canela en polvo

- Una vaina de vainilla, sin semillas

- 2 tazas de quinoa cocida

- 1 taza de arándanos

- 1/4 taza de almendras en rodajas

- Una cucharada de miel

Direcciones:

1. Batir la leche, la canela y las semillas de vainilla en una taza medidora de vidrio grande.

2. Coloca la quinoa en tazones de manera uniforme.

3. Sirve inmediatamente con un arándano, almendras y un chorrito de miel. Mezclar con la leche.

Valores nutricionales:

Por porción:

- calorías 538;

- proteína 21,5 g 43% DV;

- carbohidratos 98,7 g 32% DV;

- grasa 7,3 g 11% DV;

- colesterol 4,9 mg 2% DV;

- sodio 111,9 mg 5% DV.

CAPÍTULO 4. DIETA A BASE DE VEGETALES PARA ALGUNOS PROBLEMAS DE SALUD MENORES

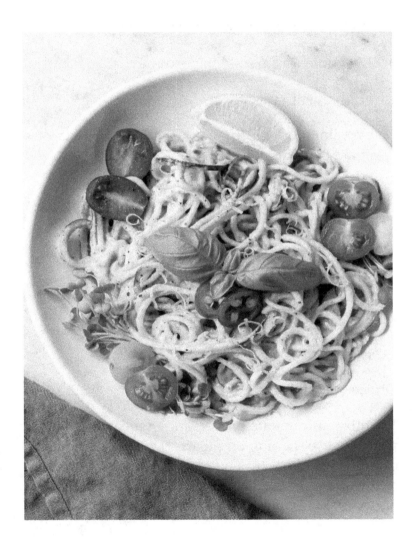

4.1 Fideos de pepino con salsa de aguacate y pimiento

(Listo en aproximadamente: 10 minutos | Porciones: 6 | Dificultad: Fácil)

Ingredientes:

- Un pepino grande (cortado en juliana)

- 1/2 pimiento amarillo (picado)

- 1/2 pimiento verde (picado)

- Un pimiento rojo (pique la mitad, guarde la otra mitad para la salsa)

- 1/2 aguacate

- jugo de medio limón

- tomates cherry (todos los que desee; cortados a la mitad)

- pizca de tomillo fresco

- sal al gusto

Direcciones:

1. Utiliza únicamente un pelador en juliana a lo largo para cortar el pepino en juliana. Da la vuelta o corta en juliana el (los) otro (s) lado (s) hasta que llegues al centro suave y acuoso del pepino. No entregues el núcleo; solo rómpelo en la salsa.

2. Para hacer la sopa, agrega el pepino cortado en el centro, 1/2 pimiento rojo, 1/2 aguacate, jugo de limón, tomillo y sal en el procesador de alimentos y pulsa hasta obtener una salsa densa y cremosa (sin suavidad).

3. Pon los fideos de pepino con los pimientos morrones con tomates cherry en un plato ancho. Agrega la variación de la salsa.

4. Disfruta.

Valores nutricionales:

Cantidad por porcion

- Calorías 244

- Grasa total 12,6 g 16%

- Grasa saturada 2g

- Colesterol 0 mg 0%

- Sodio 1202,6 mg 52%

- Carbohidratos totales 35,3 g 13%

- Fibra dietética 12,5 g 45%

- Azúcares 15,3g

- Proteína 8.2g 16%

4.2 Ensalada de albahaca y pepino

(Listo en aproximadamente: 15 minutos | Porciones: 12 | Dificultad: Fácil)

Ingredientes:

Para la ensalada:

- 1 pepino inglés, en cuartos

- 1/3 cabeza de coliflor (aproximadamente 2 tazas, picada)

- 1/2 de cebolla morada, cortada en cubitos pequeños

- 1/4 taza de albahaca fresca picada

Para el aderezo cremoso de limón:

- Jugo de 1 limón

- Dos cucharadas de hummus natural

- Una cucharadita de jarabe de arce puro

- Una cucharadita de mostaza de Dijon

- Sal marina, al gusto

- Albahaca picada extra (opcional)

Direcciones:

1. Aplica 1/3 de taza de enfriador en el procesador de alimentos y trabaja hasta que quede pequeño (lo que hace 2 tazas), desmenuzable y picado. Toma la taza enorme.

2. Agrega el pepino, la albahaca y la cebolla morada. Mezclar hasta que se mezcle.

3. En una taza para mezclar poco profunda, prepara la salsa. Batir y desparramar todos los ingredientes. Servir juntos.

Valores nutricionales:

- 20,2 calorías;

- proteína 1 g 2% DV;

- carbohidratos 4,4 g 1% DV;

- grasa 0,2 g;

- colesterol 0 mg;

4.3 Ensalada Bahn Mi con verduras en escabeche y picatostes vietnamitas

(Listo en aproximadamente: 20 minutos | Porciones: 2 | Dificultad: Fácil)

Ingredientes:

Para el tempeh:

- 8 onzas de tempeh simple

- 1,5 cucharadas de tamari

- Una cucharada de vinagre de sidra de manzana

- Una cucharada de aceite de oliva extra virgen

- 2 chiles tailandeses, en rodajas O 1 cucharada de Sirach (si no lo quiere picante, no dude en omitirlo)

Para las verduras en escabeche:

- 3 cucharadas de vinagre blanco destilado

- 0.5 cucharada de azúcar de caña natural

- 0,25 cucharadita de sal marina de grano fino

- Una zanahoria mediana, pelada y cortada en palitos

- ½ extremos de rábano daikon cortados y en rodajas finas

Para los crutones vietnamitas (omita si no tiene gluten o usa un pan sin gluten de su elección):

- 1 bollo vietnamita, los extremos cortados y cortados en cubos pequeños

- Un diente de ajo rallado a través de una microplaca

- 3 cucharadas de aceite de oliva virgen extra

Para el aderezo:

- 0,25 taza de mayonesa vegana

- Una cucharada de jugo de limón fresco.

- ½ dientes de ajo rallados en Microplaca

Para la ensalada:

- ½ pepino, en rodajas finas al bies

- ½ taza de hojas de cilantro

- 4 tazas de verduras (yo usé espinacas tiernas) divididas en dos tazones.

Direcciones:

Para el tempeh:

1. Precalienta el horno a 400 ° C y forra dos hojas de pergamino. Enjuaga el tempeh. A ocho triángulos, rompe el tempeh. Batir el resto de los ingredientes en

un recipiente pequeño. Durante veinte minutos, marinar el tempeh, dar la vuelta a la mitad.

Para las verduras en escabeche:

1. Batir el ácido, el azúcar y la sal en una taza pequeña y luego quitar el polvo. Adjuntar y mezclar cuando esté lleno. Agrega las verduras. Deja marinar el tempeh durante 30 minutos para que se encurtan fácilmente. Escurrir y aclarar después de 30 minutos.

Para los crutones vietnamitas:

1. Pon el ajo y el aceite en un tazón mediano (acabo de enjuagar el plato de bizcocho). Deja reposar el aceite con el ajo durante 10 minutos. Estira el ajo y cubre con la corteza en cubos. Pasar a una bandeja forrada de la panadería.

Para el aderezo:

1. En un tazón pequeño, bate todos los ingredientes y espera.

Para la ensalada:

1. Después de una temperatura de marinado, cambia las partes de un lado a otro durante 20 minutos en una bandeja para hornear forrada. Cuando el tempeh esté revolviendo, agrega los picatostes al horno y hornea hasta que esté listo por 10 minutos. Retirar del horno si el dorado es demasiado duro.

2. Mientras tanto, cocina la ensalada y la salsa con las verduras encurtidas.

3. Después de cocinar, junta la ensalada restante y rocía el aderezo encima.

Valores nutricionales:

- Calorías: 532,

- Grasa total 40g,

- Grasas saturadas: 5,7 g,

- Sodio: 1439 mg,

- Colesterol: 107,2 mg,

- Carbohidratos totales: 30,2 g,

- Fibra dietética: 2 g,

- Azúcar: 21 g, proteína 14 g

4.4 Ensalada de fideos de pepino y falafel al horno con aderezo de menta y tahini

(Listo en aproximadamente: 25-30 minutos | Porciones: 10 | Dificultad: Fácil)

Ingredientes:

Para el falafel

- 1 taza de garbanzos enlatados, enjuagados, escurridos y secos

- 1/3 taza de cebolla morada picada

- Dos cucharadas de perejil picado

- Dos dientes de ajo picados

- 1/2 cucharadita de comino molido

- 1/2 cucharadita de cayena molida

- Una cucharadita de cilantro molido

- sal y pimienta para probar

- Tres cucharadas de aceite de oliva + más para cubrir una sartén de hierro fundido

Para el aderezo

- Tres cucharadas de tahini

- ralladura y jugo de 1 limón pequeño

- Un diente de ajo finamente picado

- Una cucharada de menta recién picada

- 1/4 taza de agua

- Una cucharada de vinagre de vino tinto

Para la ensalada

- Un pepino, Blade C, fideos recortados

- Tres tazas llenas de rúcula baby

- Seis tomates cherry, cortados por la mitad

Direcciones:

1. Aproximadamente 400F precalientan el horno.

2. Combina todos los ingredientes del falafel con la excepción del aceite extra para la bolsa de hierro fundido (paso posterior) en un procesador de alimentos. Ejecutar durante aproximadamente 1 minuto hasta que no quede más grueso. Pon en una licuadora y agrega el huevo al plato.

3. Toma suficiente mezcla para hacer seis pelotas de golf anchas y, en su lugar, dales forma de empanadas, colócalas y empújalas hacia abajo para aplanarlas moderadamente.

4. Coloca el falafel con aceite de oliva (aproximadamente una cucharada) en un platillo de hierro fundido.

5. Hornea durante 12-15 minutos, luego da vuelta y hornea otros 15 minutos hasta que el falafel de ambos lados esté ligeramente dorado.

6. En un bol poner todos los ingredientes del aderezo y mezclarlos con la mezcla. Coloca los fideos de pepino secos para una ensalada para eliminar el exceso de humedad y mézclalos con la rúcula en un bol grande. Ponlo en dos platos para mezclar y partir.

7. Repartir entre los moldes de pan y rociar con salsa cuando el falafel esté frito. Cubre con tomates cherry.

Valores nutricionales:

- Calorías: 182

- Azúcar: 4

- Sodio: 420

- Grasa: 7

- Grasa insaturada: 4

- Grasas trans: 0

- Carbohidratos: 24

- Fibra: 5.5

- Proteína: 8.2

- Colesterol: 0

4.5 Rollo de tofu teriyaki con aguacate, pepino, papa y arroz negro

(Listo en aproximadamente: 25-30 minutos | Porciones: 4 | Dificultad: Fácil)

Ingredientes:

- Un paquete de tofu

- Dos patatas

- Tres dientes de ajo picados

- Tres cucharadas de tamari

- Dos cucharadas de sirope de arce

- Dos cucharadas de aceite de oliva

- Dos cucharaditas de humo líquido

- 1/2 pepino

- Un aguacate

- Se recomienda 1 taza de arroz negro

- Sábanas nori

Direcciones:

1. Como se te indicó, cocina el arroz. Dividir en tiras largas el tofu, el repollo, el pepino y el aguacate.

2. En tamaris, humo y aceite de oliva, sofreír el tofu, la patata y el ajo.

3. Pon todos los ingredientes (incluido el tofu y otras cosas) en el arroz en las hojas de Nori y colócalos.

4. Recoge y rompe los panecillos con un cuchillo pequeño.

5. Sirve para mojar con tamari.

Valores nutricionales:

- Calorías: 481

- Grasa total: 20g

- Grasa saturada: 2g

- Grasas trans: 0g

- Grasa insaturada: 16 g

- Colesterol: 0 mg

- Sodio: 1765 mg

- Hidratos de Carbono: 60g

- Fibra: 6g

- Azúcar: 19g

- Proteína: 17g

CAPÍTULO 5. A BASE DE PLANTAS PARA OJOS SALUDABLES

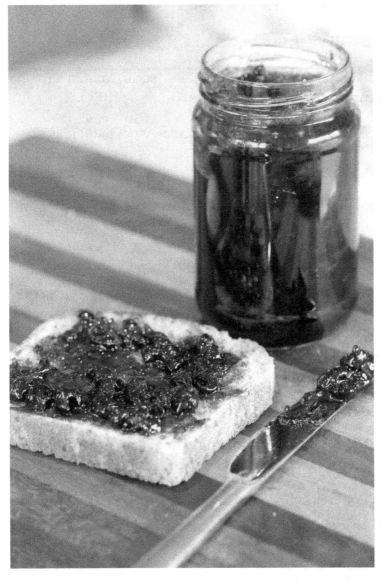

5.1 Mermelada de frambuesa y grosella negra

(Listo en aproximadamente: 10 minutos | Porciones: 2 | Dificultad: Fácil)

Ingredientes:

- 450 g de frambuesas lavadas (secar la mía en una centrifugadora de ensaladas)

- 150 g de grosellas negras lavadas y despalilladas

- 600 g de azúcar granulada

- 2 cucharaditas de jugo de limón

- 300 MLS Agua

Direcciones:

1. En una sartén con conservante (o uno de esos tamaños), pon las frambuesas, las grosellas negras, el jugo de limón y el agua.

2. Llevar a un vaso para freír y remover regularmente durante veinte minutos.

3. Baja la temperatura y agrega el azúcar hasta que se haya disuelto por completo.

4. Pon a hervir y saltee durante 7 minutos para que no se pegue.

5. Deja que se apague el fuego y pon unas bebidas en un platillo frío.

6. Mueve el dedo y se cebará si creas una sacudida.

7. Si no, hierve y repite por unos minutos.

8. Llena botellas pesadas esterilizadas.

9. Rinde aproximadamente 800 ml.

Valores nutricionales:

- 217Cal

- 39% 11g Carbohidratos

- 32% 4g de grasa

- 29% 8g de proteína

5.2 Cuajada fácil de grosella negra

(Listo en aproximadamente: 20 minutos | Porciones: 2 | Dificultad: Fácil)

Ingredientes:

- 300 g de grosellas negras frescas

- Ralladura y jugo de medio limón

- 50 g de mantequilla

- 100 g de azúcar en polvo

- Dos huevos medianos

Direcciones:

1. En una olla con un poco de agua, agrega las grosellas negras. Cocina de 5 a 10 minutos a fuego lento antes de que la fruta libere los jugos.

2. Revuelve el limón en una taza y presiona el jugo en la taza.

3. Pon un recipiente resistente al calor (yo usé una olla) en una cacerola con agua. En la taza, coloca el jugo de cítricos, la ralladura y la mantequilla, el azúcar de arroz y el calor antes de que la mantequilla se derrita y el azúcar se disuelva.

4. Separa el tazón mientras prepara los huevos. Batir los huevos, batirlos bien con una bifurcación y coserlos sobre el agua en el bol de pudin.

5. Agrega la fruta a la otra olla y revuelve, espesa y cubre durante 30-40 minutos.

6. Colar la fruta y verterla en un recipiente esterilizado utilizando un colador.

Valores nutricionales:

- 51 Calorías

- 100% 13g Carbohidratos

- 0% - Grasa

- 0% - Proteína

5.3 Avena al horno con mermelada de grosella negra

(Listo en aproximadamente: 20 minutos | Porciones: 4 | Dificultad: Fácil)

Ingredientes:

- 35 g de avena

- 3 cucharadas de yogur natural sin grasa

- 1 huevo

- 1 cucharada de mermelada de grosella negra

- 1 cucharadita de levadura en polvo

- Freír ligero (usé mantequilla, pero el girasol estaría bien)

Direcciones:

1. Mezcla todos los demás ingredientes con la avena.

2. Espolvorea con Fry light en un plato refractario o muffins individuales

3. Agrega la mezcla con una cuchara

4. Cocina a 180 ° C durante 25 minutos en la parrilla del medio del horno.

5. Sirve caliente.

5.4 Bebida cítrica caliente de grosella negra y naranja para resfriados y gripe

(Listo en aproximadamente: 6 minutos | Porciones: 2 | Dificultad: Fácil)

Ingredientes:

- 2 cucharaditas de concentrado de grosella negra (ya no puedo recomendar a la empresa que me proporcionó la muestra)

- 8 oz. (1 taza) jugo de naranja recién exprimido con pulpa

- 1 cucharadita de jugo de limón fresco

- 2 cucharaditas a 2 cucharadas de miel real (preferiblemente local, de una fuente confiable)

- alrededor de 8 oz. agua (1 taza)

- (opcional: canela en rama o un chorrito de brandy)

Direcciones:

1. En un tanque de temperatura media, pon todos los ingredientes. Deja caer la miel para que se caliente, pero no dejes que hierva. Llena dos cuadros.

2. Palitos y/o brandy añaden las especias, si están presentes.

Valores nutricionales:

- Calorías: 95

- Grasa total: 0g

- Hidratos de Carbono: 20g

- Proteína: 2

5.5 Cubos de gelatina de grosella negra elaborados con concentrado de grosella negra

(Listo en aproximadamente: 5 minutos | Porciones: 2 | Dificultad: Fácil)

Ingredientes:

- 1 taza de agua hirviendo

- Un paquete de gelatina

- 3 a 5 cucharadas de azúcar (dependiendo de lo dulce que te guste)

- 2 cucharadas de concentrado de jarabe de grosella negra

Direcciones:

1. Disuelva la gelatina y el azúcar y aplica el jarabe de grosella negra al baño hirviendo. Prueba la dulzura.

2. Enfriar la gelatina hasta que se haya formado. Pasa un cuchillo y córtalo en pedazos junto con las esquinas.

Valores nutricionales:

- Calorías: 95

- Grasa total: 0g

- Hidratos de Carbono: 20g

- Proteína: 2g

CAPÍTULO 6. DIETA A BASE DE VEGETALES PARA UN SISTEMA INMUNITARIO SALUDABLE

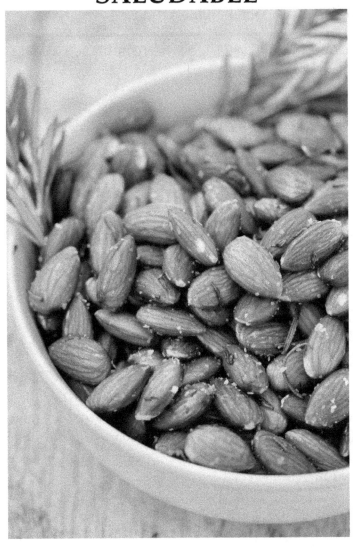

6.1 Almendras tostadas con romero y ajo

(Listo en aproximadamente: 20 minutos | Porciones: 2 | Dificultad: Fácil)

Ingredientes:

- 1-1 / 2 onzas de almendras crudas

- Una cucharada y 3/4 de cucharadita de aceite de oliva.

- 3/8 diente de ajo, triturado

- 3/8 ramita de romero fresco, sin hojas

- 1/8 cucharadita de hojuelas de pimiento rojo, o más al gusto

- Una pizca de sal marina al gusto

Direcciones:

1. Precalienta el horno a 175 ° C (350 ° F).

2. Colocar las almendras en una bandeja de hojaldre.

3. Hornea en el horno precalentado durante 15 a 20 minutos hasta que las almendras estén doradas y aromáticas. Después de sacarlas del horno, las nueces comenzarán a cocinarse. Coloca las almendras calientes en un vaso grande o tazón de acero inoxidable.

4. Calentar en la cazuela el aceite de oliva, el ajo, las hojas de romero y las hojuelas de pimiento rojo a

fuego lento hasta que el horno salga de las almendras. En aceite caliente, machaca el ajo y el romero para expulsar el olor. Revuelve las almendras cada 5 a 10 minutos antes de que se enfríen por completo para obtener una mezcla de aceite caliente.

5. Drena los aceites de almendras; mueve las almendras a un plato con toallas de papel.

Valores nutricionales:

- 182,3 calorías;

- proteína 3,9 g 8% DV;

- carbohidratos 3,8 g 1% DV;

- grasa 17,9 g 28% DV;

- colesterol 0 mg;

- Sodio 13,3 mg 1% DV.

6.2 Chutney de ajo

(Listo en aproximadamente: 20 minutos | Porciones: 1 | Dificultad: Fácil)

Ingredientes:

- Un diente de ajo

- 1/4 taza de maní 0.02 taza de maní

- Tres cucharadas de semillas de sésamo 0,25 cucharadas de semillas de sésamo

- 1/2 taza de coco desecado 0.04 taza de coco desecado

- 1.5 cucharadas de polvo de chile rojo de Cachemira ajustar al gusto 0.13 cucharadas de polvo de chile rojo de Cachemira ajustar al gusto

- 1 cucharadita de sal ajustar al gusto 0,08 cucharadita de sal ajustar al gusto

Direcciones:

1. Cuece al vapor una sartén a fuego medio-bajo. Adjuntar los dientes de ajo y asar por un minuto.

2. Debemos asar el ajo para que se apague el olor a crudo. Luego, frota en seco en la misma olla hasta que se ponga de color marrón claro y separa.

3. Asar en seco, por separado y reteniendo los cacahuetes y los granos de sésamo de la misma forma.

4. Enfría los ingredientes tostados y agrégalos a un recipiente de procesador de alimentos.

5. Agrega el polvo y la sal de Kashmiri a la botella.

6. Tritúralo hasta obtener un polvo fino. Prueba las especias y la sal.

7. La receta está lista para comer.

Valores nutricionales:

- Calorías: 101kcal

- Hidratos de Carbono: 5g

- Proteína: 2g

- Grasas: 9g

- Grasa saturada: 6g

- Sodio: 215 mg

- Potasio: 117 mg

- Fibra: 3g

- Azúcar: 1g

- Vitamina A: 297 UI

- Vitamina C: 1 mg

- Calcio: 34 mg

- Hierro: 1 mg

6.3 Queso crema de anacardos y ajo

(Listo en aproximadamente: 5 minutos | Porciones: 1 taza | Dificultad: Fácil)

Ingredientes:

- 1/2 taza de anacardos naturales, remojados en agua caliente durante al menos una hora

- Una cucharada de aceite con infusión de ajo

- Una cucharada de jugo de limón

- Una cucharadita de vinagre de sidra de manzana

- Una pizca de romero seco

Direcciones:

1. Escurre los anacardos y aplica la leche, el jugo de limón y el vinagre de sidra de manzana en una licuadora fuerte. Combina hasta que se forme una pasta espesa y suave que parezca queso crema. Dale un poco de agua tibia si es demasiado espesa.

2. Espolvorea el romero seco en un tazón poco profundo.

Valores nutricionales:

- Calorías totales: 400

- Carbohidratos totales: 16 g

- Grasa total: 36 g

- Proteína total: 9 g

- Sodio total: 9 g

- Azúcar total: 3

-

6.4 Garbanzos con ajo y jengibre

(Listo en aproximadamente: 20 minutos | Porciones: 4 | Dificultad: Fácil)

Ingredientes:

PARA LOS GARBANZOS:

- 1 ½ tazas de garbanzos secos, remojados durante la noche

- Cuatro dientes de ajo

- Dos ramitas de perejil

- Una cebolla, en cuartos

- Una cucharada de aceite de oliva

- Dos cucharaditas de sal marina

  PARA LA SALSA:

- Tres cucharadas de aceite de mostaza o aceite vegetal

- Una cebolla grande, finamente picada

- Una hoja de laurel

- Tres dientes de ajo

- Dos cucharadas de jengibre rallado

- Dos cucharaditas de cilantro molido

- Dos cucharaditas de comino molido

- ¼ de cucharadita de cardamomo molido

- ½ cucharadita de sal

- ½ cucharadita de pimienta negra recién molida

- Tres tomates, pelados y cortados en cubitos

- 1 ½ tazas de caldo de garbanzos o agua

- Jugo de 1/2 limón

- 2 cucharadas de cebolla picada

- Una cucharadita de chile jalapeño picado

- Dos cucharadas de cilantro picado

Direcciones:

1. Escurre los garbanzos. En un tazón, cubre con agua fresca durante tres cuartos y cocina a fuego lento durante 10 minutos. Quita la espuma de la superficie, así que vuelve a calentar. Agrega el ajo, la cebolla y el aceite de oliva. Cocina a fuego lento, ligeramente seco, unos 45 minutos, hasta que los guisantes estén casi tiernos. Agrega la sal y cocina a fuego lento hasta que los guisantes estén suaves pero no blandos

aproximadamente 30 minutos más. Debería crecer alrededor de 3 tazas de garbanzos.

2. Calienta el aceite a fuego medio para la salsa en una olla grande. Coloca la cebolla y cocina a fuego lento durante 12 a 15 minutos, revolviendo regularmente, hasta que esté bien dorado. Reduce el fuego a 2-3 de tomates cortados en cubitos, agrega hojas para hornear, ajo, jengibre, clavo, sal y pimienta.

3. Agrega el garbanzo. Cocina a fuego lento antes de que la consistencia parecida al caramelo se reduzca a la leche. Cambia los condimentos al gusto y aplica jugo de cítricos. Sirve con el resto del tomate cortado en cubitos, cebolla picada, jalapeño picado y chips de cilantro o espolvoreado.

Valores nutricionales:

- 474 calorías;

- 19 gramos de grasa;

- 2 gramos de grasa saturada;

- 10 gramos de grasa monoinsaturada;

- 5 gramos de grasas poliinsaturadas;

- 62 gramos de carbohidratos;

- 13 gramos de fibra dietética;

- 14 gramos de azúcares;

- 18 gramos de proteína;

- 838 miligramos de sodio.

6.5 Queso de almendras con ajo y hierbas

(Listo en aproximadamente: 20 minutos | Porciones: 4 | Dificultad: Fácil)

Ingredientes:

- 1,5 tazas de leche vegetal (por ejemplo, almendras, avena, arroz, coco, soja, etc.)

- 1/2 taza de almendras blanqueadas

- Una cucharada de jugo de limón

- 1/2 cucharadita de pimienta blanca

- Dos cucharaditas de sal marina (celta o del Himalaya)

- Dos dientes de ajo grandes

- Una cucharada de hierbas mixtas

- Una cucharada de agar en polvo

- Dos cucharadas de almidón de tapioca

- 1/2 taza de agua hervida caliente

Revestimiento:

- Una cucharada de pimentón

- Una cucharada de hierbas italianas mezcladas

Direcciones:

1. Primero, se requerirá una taza mediana, una licuadora y algunas mezclas de queso (yo usé formas de mini pastel de primavera).

2. Rellena y mezcla en la batidora todos los ingredientes (excepto la combinación de recubrimiento).

3. Coloca la mezcla en una cazuela mediana y déjala hervir hasta que el fuego se reduzca a fuego lento.

4. La mezcla se vuelve espesa y esponjosa después de 5-10 minutos. Rellena el queso se funde fácilmente.

5. Poner o sacar los quesos fundidos del frigorífico durante 30 minutos.

6. Retirar de las mezclas y enrollar suavemente sobre la pasta para proteger los lados, ¡haciendo que el queso sea mucho mejor!

Valores nutricionales:

- Calorías totales: 781

- Carbohidratos totales: 76 g

- Grasa total: 43 g

- Proteína total: 18 g

- Sodio total: 555 g

- Azúcar total: 3 g (por porción)

- Calorías: 156

- Carbohidratos: 15 g

- Grasas: 9 g

- Proteína: 4 g

- Sodio: 111 g

- Azúcar: 1 g

CAPÍTULO 7. DIETA A BASE DE PLANTAS PARA LA HABILIDAD MENTAL

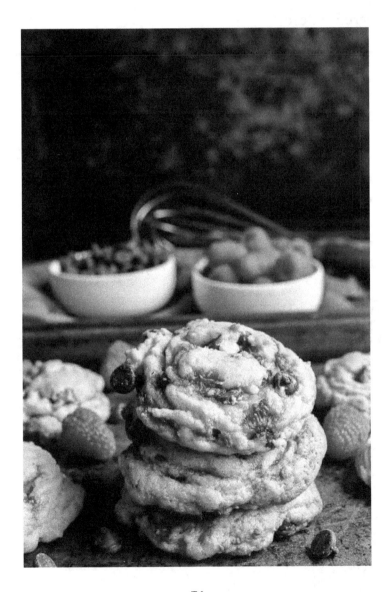

7.1 Galletas de frambuesa con chispas de chocolate

(Listo en aproximadamente: 20 minutos | Porciones: 42 | Dificultad: Fácil)

Ingredientes:

- 1 paquete (15.25 onzas) de mezcla para pastel blanco

- 4 claras de huevo grandes claras de huevo

- ⅓ taza de aceite de canola

- 2 ½ cucharadas de puré de frambuesa

- 1 cucharadita de extracto de frambuesa

- 2 gotas de colorante rojo para alimentos, o al gusto

- ¼ de taza de chispas de chocolate o al gusto

Glaseado de frambuesa:

- 1 taza de azúcar en polvo

- 1 cucharada de leche

- 2 cucharaditas de jarabe de maíz ligero

- ½ cucharadita de extracto de frambuesa

Direcciones:

1. El horno se precalienta a 350 ° F (175 ° C). Cubre las bandejas para hornear galletas con papel pergamino.

2. Mezclar en la taza la mezcla para bizcocho, la clara de huevo y la leche, la frambuesa y el extracto de frambuesa y frutos rojos. En chispas de chocolate, licúa.

3. En las bandejas para galletas preparadas pon la masa a cucharadas.

4. Hornea en un horno precalentado durante aproximadamente 8 minutos hasta que los bordes estén firmes. Deja enfriar completamente.

5. Mezcla el azúcar en polvo, la leche, el fregadero de maíz y el extracto de frambuesa en un tazón para obtener un glaseado suave. Cuando esté demasiado pesado, sustituya la leche con moderación antes de lograr la consistencia perfecta.

Valores nutricionales:

- 78,8 calorías;

- proteína 0,9 g 2% DV;

- carbohidratos 12 g 4% DV;

- grasa 3,2 g 5% DV;

- mg de colesterol;

- Sodio 74,1 mg 3% DV.

7.2 Café instantáneo helado

(Listo en aproximadamente: 2 minutos | Porciones: 1 | Dificultad: Fácil)

Ingredientes:

- 1-2 cucharadas de café molido instantáneo (a su preferencia)

- Agua fría

- Tu crema favorita

- Hielo

Direcciones:

1. Aquí están las proporciones exactas que utilizo; prueba tu propia cantidad, ya que la dulzura varía con las cremas. Café molido instantáneo para 1 taza y 1/2, 1/2 cucharada + 2 cucharadas de crema de vainilla y soja.

2. Llena un vaso de café instantáneo y leche, luego mezcla bien.

3. Vaso de agua fría (1-1 / 2 tazas, según tu fuerza)

4. Limpiar constantemente y dejar que el café se disuelva por completo (puede tardar unos minutos)

5. ¡Ponle hielo y diviértete!

Valores nutricionales:

- Calorías: 21

- Grasa total: 2g

- Grasa saturada: 1g

- Grasas trans: 0g

- Grasa insaturada: 0g

- Colesterol: 0 mg

- Sodio: 23 mg

- Hidratos de Carbono: 2g

- Fibra: 0g

- Azúcar: 0g

- Proteína: 0g

7.3 Café instantáneo expreso

(Listo en aproximadamente: 10 minutos | Porciones: 1 | Dificultad: Fácil)

Ingredientes:

- 1 1/2 cucharaditas de café instantáneo Nescafé (o dependiendo del gusto de lo fuerte que te guste tu café)

- 1/2 taza de leche

- 1/2 taza de agua, más unas gotas para premezclar

- 2 cucharaditas de azúcar (o al gusto)

- canela (opcional)

- beber cacao en polvo

Direcciones:

1. En una taza de café, pon el café en polvo y el azúcar.

2. Revuelve con una cuchara y verá fácilmente que el café y el azúcar forman una pasta suave y brillante. Agrega unas gotas de agua (lo suficiente para convertir el café en polvo en una pasta espesa).

3. Calentar con leche y agua.

(Relleno el bol desde un poco hasta la altura si no quieres café con leche (1 taza) y aplico un poco de leche en polvo a tu gusto directamente en el plato)

4. Espolvorear encima para beneficio un poco de chocolate caliente.

5. Si te gusta el sabor a canela, también puedes espolvorear canela en polvo encima.

Valores nutricionales:

- Calorías 0.0.

- Grasa total 0.0 g.

- Grasa saturada 0.0 g.

- Sodio 0,0 mg.

- Carbohidratos totales 0.0 g.

- Fibra dietética 0,0 g.

- Azúcares 0,0 g.

7.4 Café Caliente Cacao Caliente

(Listo en aproximadamente: 3 minutos | Porciones: 1 | Dificultad: Fácil)

Ingredientes:

- 1 taza de leche (o leche de soja o agua)

- Mezcla de chocolate caliente de 1 onza (aproximada, 1 porción como se indica)

- 1/10 onzas de café instantáneo (aproximadamente, 1 porción como se indica)

- 1/2 cucharadita de canela

Direcciones:

1. Recolecta los ingredientes.

2. Pon a hervir la sustancia (leche o agua).

3. Deja caer la mezcla de cacao y los granos de café instantáneo en una taza vacía en cantidades por porción.

4. Aplica un poco de canela en la taza y luego aplica un poco de leche para hacer un vaso. Esto es mejor que usar una cuchara para una bifurcación.

5. Agrega el líquido caliente restante de manera constante.

6. Sirve caliente.

7. ¡DISFRUTA!

Valores nutricionales:

- Calorías 116

- Grasa total 1g 1%

- Grasa saturada 1g 3%

- Colesterol 0 mg 0%

- Sodio 143 mg 6%

- Carbohidratos totales 25g 9%

- Fibra dietética 2g 6%

- Azúcares totales 19g

- Proteína 2g

7.5 Té del himalaya picante

(Listo en aproximadamente: 20 minutos | Porciones: 2 | Dificultad: Fácil)

Ingredientes:

- 2-1 / 3 tazas de agua

- 2 cucharadas de azúcar morena clara

- Trozo de raíz de jengibre fresco de 3/8 de pulgada, pelado y picado

- 3/8 rama de canela

- 2 vainas de cardamomo verde

- 4 dientes enteros

- 5/8 hojas de laurel

- 1 cucharadita de semillas de hinojo

- 1/8 cucharadita de granos de pimienta negra

- 2 cucharaditas de hojas de té Darjeeling

- 1/3 taza de leche

Direcciones:

1. Coloca en una sierra de calar el agua, el azúcar morena, la raíz de jengibre, el tallo de canela, las vainas de cardamomo, los clavos, las hojas para hornear, las semillas de hinojo y las patatas. Retira el fuego de la olla, agrega las hojas de té y deja reposar durante 10 minutos. Mezcla la leche con la mezcla de té y deja hervir.

Valores nutricionales:

- 88,1 calorías;

- proteína 2 g 4% DV;

- carbohidratos 18,2 g 6% DV;

- grasa 1,1 g 2% DV;

- colesterol 3,3 mg 1% DV;

- Sodio 35,8 mg 1% DV.

7.6 Salsa para mojar asiática simple

(Listo en aproximadamente: 15 minutos | Porciones: 2 | Dificultad: Fácil)

Ingredientes:

- 1 cucharada y 1 cucharadita de salsa de soja

- 1 cucharada y 1 cucharadita de vinagre de vino de arroz

- 1 cucharadita de miel

- 1/2 diente de ajo picado

- 1 cucharadita de raíz de jengibre fresca picada

- 1/4 de cucharadita de semillas de sésamo

- 1/4 de cucharadita de aceite de sésamo

Direcciones:

1. En una taza, mezcla la salsa de soja, el azúcar, la mantequilla, el ajo, el jengibre, las semillas de sésamo y el aceite de sésamo.

Valores nutricionales:

- 28,1 calorías;

- proteína 0,8 g 2% DV;

- carbohidratos 4.2 g 1% DV;

- grasa 1,1 g 2% DV;

- colesterol 0 mg;

- Sodio 601,7 mg 24% DV.

7.7 Mezcla bearnesa

(Listo en aproximadamente: 5 minutos | Porciones: 2 | Dificultad: Fácil)

Ingredientes:

- 2 cucharaditas de estragón seco

- 1/4 taza de vinagre de vino tinto

- 2 cucharaditas de chalotas picadas

- 1 yema de huevo

- 1 cucharada y 1 cucharadita de agua caliente

- 1/8 de limón, exprimido

- 3/8 pizca de sal

- 3/8 pizca de pimienta de cayena

- 1/3 taza de mantequilla derretida

Direcciones:

1. En un tazón grande, lúpulo estragón, vinagre de vino y chalota en cubitos durante 10 a 15 minutos a fuego medio o hasta que la mezcla esté pastosa. Sácalo del calor.

2. En el baño maría, poner sobre una mezcla de agua hirviendo la yema de huevo, 1/8 taza de agua tibia, jugo de limón, sal y pimienta. Cocina y extrae antes de que la mezcla alcance la consistencia de mayonesa. Saca la combinación caliente. Revolviendo constantemente, agrega lentamente la mantequilla derretida. Si la mezcla es tan espesa, el resto es 1/8 taza de agua caliente fina. Aplicar la mezcla de estragón, azúcar, vinagre y chalota y licuar adecuadamente.

Valores nutricionales:

- 308,7 calorías;

- proteína 2,3 g 5% DV;

- carbohidratos 2,9 g 1% DV;

- grasa 33 g 51% DV;

- colesterol 183,8 mg 61% DV;

- Sodio 226,9 mg 9% DV.

7.8 Salsa sambal para la capacidad mental

(Listo en aproximadamente: 20 minutos | Porciones: 2 | Dificultad: Fácil

Ingredientes:

- 2 cucharadas de escalofríos serranos picados, con semillas

- 3/4 de cucharadita de azúcar blanca

- 3/4 cucharadita de sal

- 1/2 cucharadita de pasta de camarones baliza

- 1/8 de tomate, picado

- 1/8 cebolla picada

- 1/8 de bulbo de ajo, pelado y triturado

- 3/4 de cucharadita de jugo de limón verde fresco

- 3/4 de cucharadita de aceite vegetal

- 1/4 de limoncillo, magullado

- 1/4 hojas frescas de curry

- 1/8 (1/2 pulgada) pieza de galanga, en rodajas finas

- 3/4 de cucharadita de jugo de tamarindo

Direcciones:

1. Pon las papas serranos en una licuadora y mezcla hasta que quede suave, agregando azúcar, sal, pulpa, tomate, cebolla, ajo y jugo de lima. Calienta un aceite vegetal a fuego medio-alto en un aspersor. Agrega la hierba de limón, las hojas de curry y la galanga en puré de chile. Cocina y combina antes de que mejore el color, alrededor de 15 minutos y se vuelva muy oloroso. Agrega el jugo de tamarindo y cocina a fuego lento durante 1 minuto más. Colar antes de servir.

Valores nutricionales:

- 38,1 calorías;

- proteína 0,7 g 1% DV;

- carbohidratos 5,4 g 2% DV;

- grasa 1.8 g 3% DV;

- colesterol 0,6 mg;

7.9 Dip tzatziki del chef

(Listo en aproximadamente: 20 minutos | Porciones: 2 | Dificultad: Fácil)

Ingredientes:

- 1/8 de pepino inglés grande, pelado y rallado

- 1/8 cucharadita de sal

- 1/3 taza de yogur griego

- 5/8 diente de ajo, picado

- 1/8 pizca de pimienta de cayena para decorar

- 1/8 de limón, exprimido

- 1/8 ramita de eneldo fresco para decorar

- 1/8 cucharadita de menta fresca picada

- 1/8 cucharadita de sal

- 1/8 ramita de eneldo fresco para decorar

- 1/8 pizca de pimienta de cayena para decorar

Direcciones:

1. Espolvorea el pepino oxidado en un bol con dos cucharaditas de sal y espera de 10 a 15 minutos para que se produzca el jugo.

2. En un tazón aparte, pon el yogur. Vierte el pepino y su jugo en una toalla gruesa y extrae del pepino toda la humedad. En la leche, licúa el pepino. Agrega una mezcla completa de ajo, pimienta de cayena y jugo de frutas cítricas.

3. Agrega sal y pimienta negra a la mezcla de yogur / pepino. Adaptarse al gusto de un solo condimento.

4. Cubre el recipiente de plástico y congela durante tres o cuatro horas (o durante la noche). Refrigerar. Cambia a un tazón para servir y rellénelo con eneldo y espolvorea pimienta de cayena para darle sabor.

Valores nutricionales:

- 48,5 calorías;

- proteína 2,2 g 5% DV;

- carbohidratos 2,5 g 1% DV;

- grasa 3,4 g 5% DV;

- colesterol 7,5 mg 3% DV;

- Sodio 119,6 mg 5% DV.

CAPÍTULO 8. RECETAS DE ALMUERZO Y CENA INTEGRALES

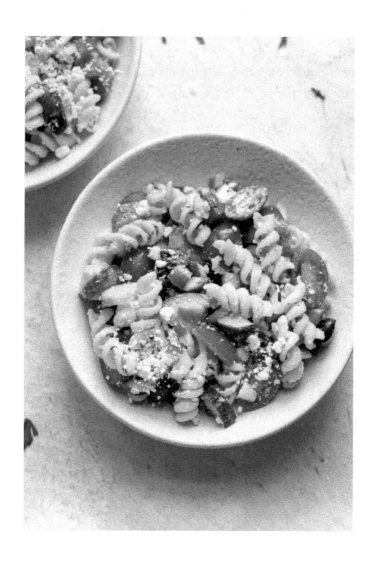

8.1 Ensalada de pasta griega (Fácil + Saludable)

(Listo en aproximadamente: 20 minutos | Porciones: 6-8 | Dificultad: Fácil)

Ingredientes:

- 16 onzas. pasta pequeña (macaoni, Elbo, rotini, penne)

- 10 onzas. tarro de aceitunas Kalamata sin hueso (usar enteras o en rodajas)

- 1 lata (15 oz) de garbanzos, escurridos y enjuagados

- 1/2 cebolla morada, cortada en cubitos

- 1 pimiento rojo grande, sin corazón y cortado en cubitos

- 1 pepino (normal o inglés), cortado en cubitos

- 10 onzas. tomates uva, cortados por la mitad

- 1/4 taza de perejil fresco picado

- 1 cucharada de orégano fresco picado

- 2 cucharadas de aceite de oliva extra virgen (con infusión de limón pref.), Opcional

- 2 limones

- sal + pimienta

- feta vegano

Direcciones:

1. Pasta: Cocina la pasta al dente con la orientación de la caja. Enjuaga bien con agua corriente fría hasta que esté cocido para evitar que la pasta se cocine demasiado.

2. Ensamble: La pasta (o un plato grande de cerdo) se cocinó en una taza, agrega espaguetis, aceitunas, garbanzos, orégano, cebolla roja, cebolla, orégano, sal, pimienta y una pizca de aceite, mezcla bien. Mezcla, o mantenlo como está, incorpora el queso feta vegano. Guarda el aroma, aplica sal, vinagre, cítricos o hierbas.

3. Almacenar: Los restos se conservarán en una bolsa envuelta en un refrigerador hasta por 5 a 6 días.

Valores nutricionales:

- Calorías 303

- Grasa total 4.6g 6%

- Grasa saturada 0,7 g

- Colesterol 0 mg 0%

- Sodio 326,1 mg 14%

- Carbohidratos totales 55,2 g 20%

- Fibra dietética 5,6 g 20%

- Azúcares 5.5g

- Proteína 10,6 g 21%

8.2 Ensalada crujiente de quinoa tailandesa

(Listo en aproximadamente: 20 minutos | Porciones: 4-6 | Dificultad: Fácil)

Ingredientes:

- 1 3/4 tazas de agua

- 1 cucharadita de ajo en polvo

- 1 pimiento rojo grande, sin corazón y cortado en cubitos

- 1 pepino, cortado en cubitos

- 1 taza de zanahorias cortadas en cubitos

- 1/4 de col lombarda, rallada

- 2-3 cebolletas, en rodajas finas

- 1/2 taza de cilantro (ligeramente empacado), picado

- un puñado de cacahuetes o anacardos, opcional

- 4 cucharadas de mantequilla de nueces (maní, almendras, anacardos o mantequilla solar)

- 2 cucharadas de sirope de arce puro

- 1 cucharadita de tamari, nama shout, salsa de soja o aminos de coco

- 1 pulgada de jengibre, picado o rallado

- 1-2 limones, divididos

- sal mineral, al gusto

Direcciones:

1. Quinoa: Agrega la quinoa, el agua y el ajo en polvo a una olla mediana, hierve, tapa, calienta al mínimo y cocina por 15 minutos. Retira las tapas, esponja un tenedor y da 10 minutos para que se relaje.

2. Aderezo: Mezcla mantequilla de nueces, jarabe de arce simple, Tamia, jengibre, exprima 1 lima en una taza pequeña. Agrega 1 cucharada de agua para diluir, si es necesario.

3. Reúna: Aplica la quinoa, el pimiento, el pepino, el brócoli, las cebolletas y el cilantro preparados en un tazón ancho para mezclar. Rocía y revuelve para mezclar con la salsa de mantequilla de almendras. Mezcla la quinoa y las verduras y aplica el condimento hasta que esté plateado.

4. Servir: Mezclar en recipientes individuales, terminar con nueces crujientes disponibles y picar con lima.

Valores nutricionales:

- Calorías 357

- Grasa total 11,2 g 14%

- Grasa saturada 2g

- Colesterol 0 mg 0%

- Sodio 200,9 mg 9%

- Carbohidratos totales 59,2 g 22%

- Fibra dietética 7.1g 25%

- Azúcares 15,5g

- Proteína 12,1g 24%

8.3 Ensalada de papa vegana sureña

(Listo en aproximadamente: 20 minutos | Porciones: 6 | Dificultad: Fácil)

Ingredientes:

- 2 1/2 libras Papas Yukon Gold (rojas o blancas también son geniales)

- 1/2 taza de apio (algunas hojas están bien), cortado en cubitos (opcional)

- 1/2 taza de cebollas verdes (solo las partes verdes), cortadas en cubitos

- 1/4 - 1/3 taza de eneldo o condimento dulce o encurtidos finamente picados, opcional

Aderezo De Ensalada De Papa

- 1/2 - 3/4 taza de mayonesa vegana (mayonesa vegana casera o comprada en la tienda)

- 1 cucharada colmada de mostaza amarilla

- 2 cucharaditas de vinagre de sidra de manzana o jugo de 1/2 limón, opcional

- 1/4 cucharadita de semilla de apio molida

- sal mineral y pimienta molida fresca, al gusto

Direcciones:

1. Papas: Pon las papas en cacerolas grandes, cúbrelas con 1 1/2 pulgada de agua y agrega una cantidad generosa de sal. Lleva a ebullición y reduce el fuego hasta que el tenedor esté tierno y cocina a fuego lento durante aproximadamente 15 a 20 minutos. Escurrir y dejar enfriar las patatas. Una vez que se haya enfriado, retira la piel con suavidad (o, si lo deseas, déjala encendida). Pellizca con el pulgar y el índice la piel de la papa; la piel debería salir rápidamente. Rompe las papas en cubos de 1/2 pulgada.

Alternativamente, primero, corta y luego asa las papas.

2. Prepara verduras: prepara la cebolla verde y el apio mientras las papas se hierven y / o se enfrían.

3. Junta la mayonesa, la mostaza, la semilla de apio molida, la sal, la pimienta y mezcla bien en una taza. Úselo apropiadamente. Agrega mucha agua o jugo de limón si el aderezo es demasiado espeso. Si es demasiado pequeño, agrega más mayonesa también. Agrega 2 cucharaditas de agua para diluir si usas mayonesa comprada en la tienda.

4. Ensamblar: Coloca las papas, la cebolla y el apio opcional en un tazón grande (o en la olla donde cocinó las papas). Frota sobre la parte superior del aderezo y mezcla. Sazona con sal mineral nueva y crujiente.

5. Sirve como está o coloca una hora antes de servir en el refrigerador. Agrega el pimentón, las cebolletas, el perejil, el eneldo o los rábanos para decorar.

6. Coloca los restos en un frasco hermético hasta por 5 días en el refrigerador.

Valores nutricionales:

- Calorías 215

- Grasa total 6.7g 9%

- Grasa saturada 0.6g

- Colesterol 0 mg 0%

- Sodio 298,2 mg 13%

- Carbohidratos totales 34,4 g 13%

- Fibra dietética 4.5g 16%

- Azúcares 2.1g

- Proteína 5.3g 11%

8.4 Tomatillo salsa verde

(Listo en aproximadamente: 20 minutos | Porciones: 6 | Dificultad: Fácil)

Ingredientes:

- 2 libras. tomatillos, sin cáscara, enjuagados bien y cortados en cuartos

- 1 cebolla morada pequeña (aproximadamente 1 taza), cortada en cubitos

- 2 dientes de ajo picados

- 2 jalapeños, sin semillas y cortados en cubitos (algunas semillas están bien para calentar)

- 2 tazas de caldo de verduras bajo en sodio

- 1/2 cucharadita de sal mineral, + más al gusto

- 1/2 taza de cilantro picado (me gusta un combo de cilantro + perejil)

Direcciones:

1. Pon los tomates, la cebolla, el ajo, el jalapeño y el caldo de verduras en una olla mediana y deja hervir, cubre, baje a fuego lento y cocina al vapor por 15 minutos.

2. Mezclar: Cambia a una licuadora durante varios minutos. Adjunta el perejil y / o el cilantro y continúa sin problemas. Sabor el gusto, agrega más sal cuando sea necesario.

3. Almacenar: Los restos se pueden conservar en un frasco sellado en el refrigerador hasta por 5-6 días. Congela hasta 2-3 meses para un almacenamiento más prolongado. Para congelar, déjalo enfriar completamente y guarda 1/2 pulgada de espacio para la expansión en recipientes para congelador estables. Antes de usar, dejar descongelar en el frigorífico.

Valores nutricionales:

- Calorías 15

- Grasa total 0.1g 0%

- Grasa saturada 0g

- Colesterol 0 mg 0%

- Sodio 189,8 mg 8%

- Carbohidratos totales 3.3g 1%

- Fibra dietética 0,8 g 3%

- Azúcares 1.7g

- Proteína 0.4g 1%

8.5 Cena de sartén de tofu con pimienta y limón

(Listo en aproximadamente: 20 minutos | Porciones: 3-6 | Dificultad: Fácil)

Ingredientes:

- 1 bloque (14 - 16 oz) de tofu, alto en proteínas, extra firme o firme

- 1 libra de puntas de espárragos frescos recortados

- 2-3 limones pequeños, en rodajas (y 1 rallado)

- sal + pimienta de limón, al gusto

- 1-2 cucharadas de aceite de oliva

- el grano de tu elección (arroz blanco o integral, quinoa o ferro), para servir

Direcciones:

1. Precalienta el horno a 400 grados F. Cubre una hoja de panadería con un paño.

2. Tofu: No hay necesidad de hacer clic usando tofu rico en proteínas. Deja que el tofu repose en el baño durante unos 10 minutos cuando se use en

aplicaciones extra firmes o comerciales. Divide el tofu en seis placas.

3. Cortar o romper las puntas de los espárragos. Corta los espárragos.

4. Capa de panadero: Coloca los platos de tofu en un plato de panadero con borde y solapa. Luego agrega las rodajas de limón por encima de la mezcla, como se ve arriba. Espolvorear con abundante sal de limón y pimienta.

5. Hornear: meter en el horno y hornear 20 minutos y mover hasta la mitad de la tabla de repostería.

6. Agrega un poco de ralladura de limón.

Valores nutricionales:

- Calorías 328

- Grasa total 11,8 g 15%

- Grasa saturada 1.8g

- Colesterol 0 mg 0%

- Sodio 401,5 mg 17%

- Carbohidratos totales 46,2 g 17%

- Fibra dietética 4.1g 15%

- Azúcares 7.8g

- Proteína 16.8g 34%

CAPÍTULO 9. BEBIDAS

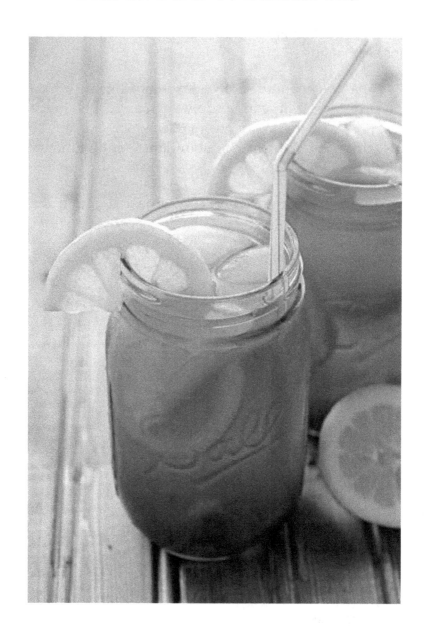

9.1 Limonada rosada pasada de moda

(Listo en aproximadamente: 10 minutos | Porciones: 12 | Dificultad: Fácil)

Ingredientes:

- 2 tazas de azucar blanca

- 9 tazas de agua

- 2 tazas de jugo de limón fresco

- 1 taza de jugo de arándano, frío

Direcciones:

1. En una jarra grande, combina el azúcar, el agua, el jugo de limón y el jugo de arándano. Revuelve para disolver el azúcar. Sirve con hielo.

Valores nutricionales:

- 150,5 calorías;

- proteína 0,2 g;

- carbohidratos 39,7 g 13% DV;

- grasa 0g;

- colesterol 0 mg;

- Sodio 0,8 mg.

9.2 Sangría de sandía

(Listo en aproximadamente: 20 minutos | Porciones: 16 | Dificultad: Fácil)

Ingredientes:

- 12 tazas de sandía en cubos, cantidad dividida

- 1 botella (750 mililitros) de vino blanco seco

- 1 taza de vodka

- ½ taza de triple sec

- ½ taza de almíbar simple

- 1 lima mediana, cortada en cuartos

- 1 naranja, cortada en gajos

- 1 taza de arándanos frescos

Direcciones:

1. Pon en una licuadora 9 tazas de cubitos de sandía; mezclar bien hasta que esté muy cremoso. Taladra el jugo en una jarra grande con un colador de malla. Vierte la jarra de vino, vodka, tres veces almíbar seco y crudo. Mezcla la sangría con las 3 tazas sobrantes de sandía, lima, naranja y arándanos, cuatro horas de frío antes de servir.

Valores nutricionales:

- 159,1 calorías;

- proteína 0,8 g 2% DV;

- carbohidratos 19,8 g 7% DV;

- grasa 0,2 g;

- colesterol 0 mg;

- Sodio 4,5 mg.

9.3 Glogg sueco pasado de moda

(Listo en aproximadamente: 20 minutos | Porciones: 60 | Dificultad: Fácil)

Ingredientes:

- 5 (750 mililitros) botellas de vino de Oporto

- 1 botella (750 mililitros) de whisky bourbon de 100 grados

- 1 botella (750 mililitros) de ron blanco

- 3 vainas de cardamomo enteras de cada una, agrietadas

- 1 rama pequeña de canela

- 4 dientes enteros de cada uno

- 1 tira (3 pulgadas) de piel de naranja

- 1 (8 pulgadas) cuadrados de estopilla

- ¾ taza de azúcar blanca

- 1 paquete (15 onzas) de pasas oscuras

- 1 paquete (6 onzas) de almendras rebanadas blanqueadas

Direcciones:

1. Calienta el vino de Oporto en un caldo grande con una tapa a fuego moderado hasta que se asiente debajo del desagüe. Agrega el whisky y el ron y vuelve a poner en la sartén. Guarda las botellas y tapas restantes de glug.

2. Durante el calentamiento poner el vino y los licores en el centro del cuadrado de la estopilla, el cardamomo en el tobillo, el clavo y la piel de naranja. Reúne los bordes de la toalla de papel y átalos para protegerlos con hilo de cocina.

3. Si la mezcla está muy caliente pero no está hirviendo, enciéndela con cuidado con un fuego de larga duración. Usa un guante resistente al calor para cocinar el azúcar con cuidado y deja que la mezcla se queme durante 1 minuto. Para apagar el fuego, coloca la tapa en stock y desenganche el gas. Aplica el paquete de gasa de especias y las pasas y almendras a la mezcla de vino caliente y déjala enfriar a temperatura ambiente durante 1 hora. Déjalo enfriar y cubre durante unos 10 minutos.

4. Exprime el glug frío y guarda las uvas y las almendras.

5. Guarda hasta por 1 año, coloca el glug colado, vuelve a tapar. En un tazón o recipiente sellado, enfría las uvas y las almendras hasta por 1 año.

6. Sirve en una taza y calienta durante unos 5 minutos a fuego medio-bajo. Sirve tres onzas de glug calentado en una taza de café o glug al estilo sueco y agrega algunas pasas y almendras moderadas a cada porción.

Valores nutricionales:

- 162 calorías;

- proteína 0,9 g 2% DV;

- carbohidratos 10,5 g 3% DV;

- grasa 1,5 g 2% DV;

- colesterol 0 mg;

- 4,6 mg de sodio.

9.4 Ponche de huevo real

(Listo en aproximadamente: 15 minutos | Porciones: 30 | Dificultad: Fácil)

Ingredientes:

- 2 cuartos de ponche de huevo, frío

- 3 tazas de café frío

- 2 tazas de whisky bourbon

- 2 tazas de crema espesa fría

- 2 pintas de helado de café

- ¼ de cucharadita de nuez moscada molida, para decorar

Direcciones:

1. En una taza, bate la papa, el café y el whisky para combinar.

2. Luego, bate la crema en un tazón grande para formar picos suaves. Agrega la leche suavemente a la combinación de ponches de huevo.

3. Vierte nuez moscada para beber.

Valores nutricionales:

- 252,2 calorías;

- proteína 4,2 g 8% DV;

- carbohidratos 14,9 g 5% DV;

- grasa 15,5 g 24% DV;

- colesterol 91,8 mg 31% DV;

- Sodio 64,6 mg 3% DV.

9.5 Infusión de miel de limón

(Listo en aproximadamente: 3 minutos | Porciones: 1 | Dificultad: Fácil)

Ingredientes:

- 1 taza de agua

- 2 cucharaditas de miel

- 1 cucharadita de jugo de limón fresco

- 1 cucharadita de azúcar blanca o al gusto

Direcciones:

1. Llena una taza de agua. Agrega el azúcar y deja correr 1 minuto y 30 segundos en el microondas. Agrega el jugo de limón y licúa hasta que se disuelva el dulzor, luego agrega el azúcar.

Valores nutricionales:

- 62,9 calorías;

- Proteína 0,1 g;

- Carbohidratos 16,9 g 6% Dv;

- Grasa 0g;

- Colesterol 0 mg;

- Sodio 0,7 mg.

CAPÍTULO 10. POSTRES

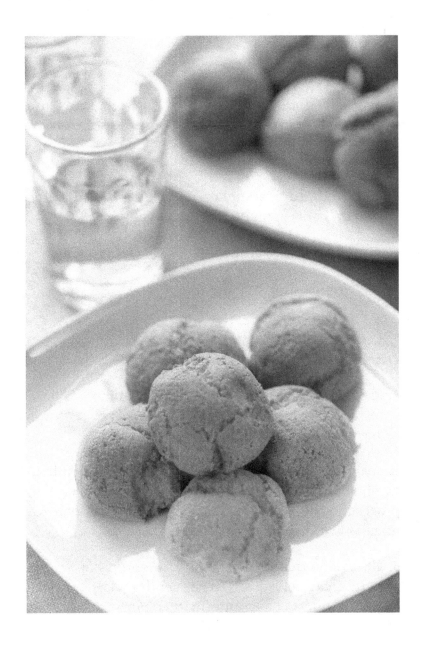

10.1 Amaretti

(Listo en aproximadamente: 20 minutos | Porciones: 20 | Dificultad: Fácil)

Ingredientes:

- 2 tazas (165 g) de almendras en rodajas, más un extra para decorar si lo desea

- ½ taza de edulcorante a base de eritritol granulado

- ¼ de taza de edulcorante en polvo a base de eritritol, más extra para espolvorear si lo desea

- 4 claras de huevo grandes

- ½ cucharadita de extracto de almendras

- Pizca de sal

Direcciones:

1. Precalienta el horno con papel pergamino a 300 ° F y forra 2 bandejas para hornear. El papel se raspa suavemente.

2. Las almendras en rodajas, el edulcorante granulado y el edulcorante en polvo se procesan en un procesador de alimentos hasta que la mezcla parezca migajas gruesas.

3. Utilizando una batidora eléctrica en un bol amplio para machacar el extracto de almendra y la sal con las claras de huevo hasta que mantengan picos suaves.

Doble suavemente la mezcla de almendras sobre las claras de los huevos hasta que se mezclen.

4. Luego baja la mezcla sobre las bandejas para hornear preparadas, usando una cuchara para galletas o una cucharadita, dejando aproximadamente 1 pulgada entre ellas. Coloca suavemente una rodaja de almendra encima de cada galleta si es necesario. Hornea alrededor de los bordes durante 22 minutos, hasta que estén blancos. Si se pinchan, se sentirán como gelatina, pero se endurecerán cuando se enfríen.

5. Retirar del horno y dejar que las bandejas para hornear se enfríen por completo. Las galletas se despegan suavemente del pergamino cuando terminan. Espolvorea cada galleta con edulcorante en polvo si lo deseas.

Valores nutricionales:

- 72% 23g de carbohidratos.

- 21% 3g de grasa.

- 6% 2g de proteína.

10.2 Mini zapateros de durazno al revés

(Listo en aproximadamente: 20 minutos | Porciones: 12 | Dificultad: Fácil)

Ingredientes:

- 2 duraznos, sin hueso y en rodajas finas, de aproximadamente 1/4 de pulgada de grosor

- 1/2 taza más 1 cucharada de azúcar granulada, dividida

- 1/2 cucharadita canela molida

- 1/4 cucharadita Jengibre molido

- 1 cucharada. jugo de limón recién exprimido

- 1 pizca de sal kosher

- 6 cucharadas azúcar moreno lleno

- 10 cucharadas mantequilla, derretida, dividida

- 1 1/3 taza harina para todo uso

- 1/2 cucharadita bicarbonato de sodio

- 1/2 taza suero de la leche

Direcciones:

1. Precalentar el horno a 350 grados. En un tazón grande, mezcla el pescado, la canela, el jugo de limón, una cucharada de azúcar granulado y una pizca de

sal kosher. Mezcla el azúcar morena y cuatro cucharaditas de mantequilla derritiéndose en una taza poco profunda. Divide la mezcla de mantequilla en un molde para muffins fundido de 12 tazas.

2. Batir el almidón, 1/2 olla de azúcar que queda en la taza mediana, el bicarbonato de sodio, la sal, etc. Agrega seis cucharadas de mantequilla y leche derretida y combina. Rompe la masa en los vasos.

3. Hornea por 20 minutos hasta que los duraznos estén dorados y esponjosos.

4. Deja enfriar durante 20 minutos, voltea en una panadería con rejillas para enfriar. Sirve húmedo con helado o crema batida.

Valores nutricionales:

- Calorías: 190kcal (10%)

- Hidratos de carbono: 29,6 g (10%)

- Proteínas: 2,9 g (6%)

- Grasas: 7,1 g (11%)

- Colesterol: 32,7 mg (11%)

- Sodio: 120,2 mg (5%)

- Azúcar: 16,8 g (19%)

10.3 Corteza de almendra toffee

(Listo en aproximadamente: 20 minutos | Porciones: 12 | Dificultad: Fácil)

Ingredientes:

- 3 cucharadas de edulcorante a base de eritritol granulado

- 2 cucharadas de mantequilla con sal

- 1 taza de almendras crudas

- ¼ de cucharadita de extracto de vainilla

- Pizca de sal

- 6 onzas de chocolate amargo sin azúcar, picado

- ½ onza de manteca de cacao o 1 cucharada de aceite de coco

Direcciones:

1. Forra una bandeja para hornear con papel de pergamino.

2. Combina el edulcorante y la mantequilla en una cacerola mediana a fuego medio, revolviendo hasta que el edulcorante se disuelva. Coloca las almendras y ponlas a hervir. Cocina sin mezclar, de 5 a 7 minutos, hasta que la mantequilla se oscurezca a un color ámbar profundo.

3. Retira del fuego y agrega la sal y el extracto de vainilla. Extiende las almendras en la bandeja para hornear forrada en una sola capa y deja enfriar durante 20 minutos. Dale la mano a las almendras.

4. Derrite el chocolate y la manteca de cacao juntos en un recipiente resistente al calor colocado sobre una cacerola con agua apenas hirviendo, revolviendo hasta que quede suave. Agrega las almendras y mezcla bien para cubrir. Coloca la mezcla en aproximadamente 9 pulgadas cuadradas en la misma fuente para hornear forrada de pergamino.

5. Refrigera durante unos 30 minutos, hasta que termine.

Valores nutricionales:

- Calorías 280

- Grasa total 20g 26%

- Grasa saturada 7g 35%

- Colesterol 16 mg 5%

- Sodio 5 mg 0%

- Carbohidratos totales 22g 8%

- Fibra dietética 3g 12%

- Proteína 5g

10.4 Obleas de vainilla para cortar y hornear

(Listo en aproximadamente: 20-30 minutos | Porciones: 40 | Dificultad: Fácil)

Ingredientes:

- ½ taza (1 barra) de mantequilla sin sal, ablandada

- ½ taza de edulcorante a base de eritritol granulado

- 1¾ tazas (175 g) de harina de almendras blanqueada

- 2 cucharadas de harina de coco

- ½ cucharadita de extracto de vainilla

- ¼ de cucharadita de sal

Direcciones:

1. Precalienta el horno a 350 grados F y forra hojas de pergamino.

2. En un recipiente amplio para mezclar, coloca la mantequilla, el azúcar en polvo y el azúcar granulada y bate hasta que quede esponjoso medio (3-5 minutos). Batir a un tempo moderado.

3. Con una espátula de silicona, frota el fondo y los lados de la taza, luego mezcla la leche y la vainilla.

4. Agrega la harina y la sal y asegúrate de que la masa no esté demasiado trabajada.

5. Mueve la masa de hojaldre a un recipiente para hojaldre de punta de 1A. Divide círculos de 1 pulgada de diámetro en los hornos preparados.

6. Hornea en el fondo y alrededor de los bordes durante 20 a 24 minutos, o hasta que estén dorados.

7. Deja enfriar por completo, luego guárdalo en un frasco hermético.

Valores nutricionales:

- Calorías 28 Calorías de grasa 9

- Grasa 1g2%

- Colesterol 3 mg 1%

- Sodio 18mg1%

- Potasio 3 mg 0%

- Carbohidratos 3g1%

10.5 Barcos piratas de gelatina

(Listo en aproximadamente: 20 minutos | Porciones: 10 | Dificultad: Fácil)

Ingredientes:

- 4 naranjas, cortadas por la mitad

- 2 cajas de mezcla de gelatina (cualquier sabor)

- 2 c. agua hirviendo, dividida

- 1 c. agua fría, dividida

- papel de colores

- Palillos de dientes

Direcciones:

1. Saca la fruta de las naranjas con una cuchara para que la cáscara permanezca intacta. Coloca las cáscaras de naranja huecas en un muffin para evitarlas.

2. Combina una mezcla de jarra de gelatina con 1 taza de agua hirviendo con un batidor en un plato mediano. Si el líquido se ha disuelto, agrega 1/2 taza de agua fría.

3. Pasar a una taza para mezclar de líquido y llenar las naranjas con la mitad. El resto de Ingredientes repiten la operación.

4. Deja enfriar durante cuatro horas hasta que la gelatina esté sólida.

5. Mientras tanto, crea un palillo de dientes. Rompe pequeños triángulos y rectángulos en palillos de una página colorida, inclínalos como velas, con un triángulo y 1 rectángulo por vela.

6. Dividir por naranja en gajos y luego pegar a la gelatina una vela de palillo de dientes. Sirve de inmediato.

Valores nutricionales:

- Calorías: 70

- Grasas: 0g

- Sodio: 40 mg

- Hidratos de Carbono: 17g

- Fibra: 0g

- Azúcares: 16g

- Proteína: <1g

Conclusión

Este libro llegó a tus manos en el momento ideal. No solo es un libro de cocina con las 50 recetas más fáciles que debes conocer para tener nuevas opciones; pero también es una nueva herramienta para sorprender a tus seres queridos.

Comer alimentos naturales y sin procesar es la solución para una piel, uñas, cabello, cerebro y corazón saludables. Solo siguiendo los preparativos paso a paso puedes lograr ese objetivo de usar ese bikini / traje de baño soñado que tanto deseabas y sentirte de maravilla haciéndolo.

A partir de ahora, puedes adelgazar, cuidar tu sistema inmunológico y dar salud a aquellos para los que cocinas. Es fundamental que recuerdes:

1.- Esta no es una dieta vegana / vegetariana.

2.- Experimentar con las recetas; pon tu toque personal.

3.- No sigas dietas extremas; perder peso de forma natural.

4.- Es hora de comenzar una nueva vida basada en plantas.